# SOCIÉTÉ DE BIOLOGIE.

# DU SORT

# DE LA PULPE

## DANS LES OPÉRATIONS

## DE GREFFE DENTAIRE

PAR

**Le Dr TH. DAVID**

DEUXIÈME ÉDITION



## PARIS

LIBRAIRIE J.-B. BAILLIÈRE ET FILS

19, RUE HAUTEFEUILLE, 19

1887

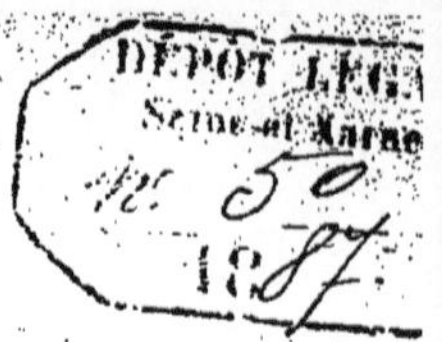



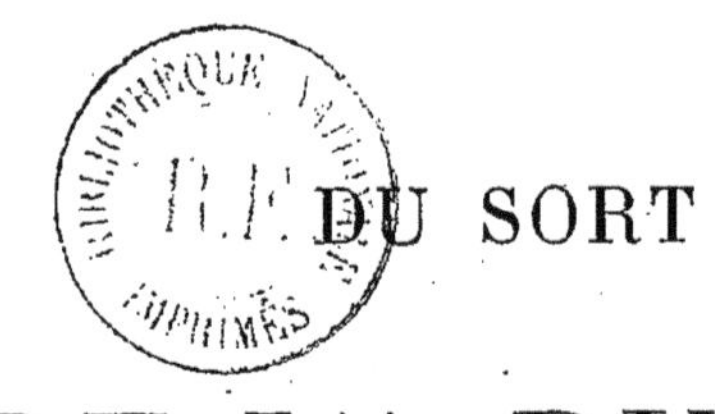

# DU SORT

# DE LA PULPE

## DANS LES OPÉRATIONS

## DE GREFFE DENTAIRE

# SOCIÉTÉ DE BIOLOGIE

## SÉANCE DU 9 NOVEMBRE 1878.

**Communication faite par M. le Docteur TH. DAVID.**

---

Messieurs,

Je désire appeler quelques instants votre attention sur un sujet qui touche en même temps à la physiologie pure et à la pratique chirurgicale. Je veux vous parler du sort de la pulpe dans les opérations de réimplantation et de transplantation des dents.

Un point que j'ai cherché à établir dans une récente [1] « Étude sur la greffe dentaire » et qui ne doit plus laisser aucun doute, c'est que ces opérations, parfaitement réalisables, se rattachent à la notion générale de la vitalité des tissus, et constituent des modes particuliers de greffe animale. « La dent, dit Hunter, s'unit à l'alvéole par l'intermédiaire d'une substance vivante et reçoit dès lors les matériaux de sa nutrition de son nouveau possesseur. »

Pour qu'une dent réimplantée se consolide, il faut donc

1. Thèse de Paris, 1877.

qu'elle conserve une vitalité suffisante pour reprendre ses connexions nutritives avec l'organisme qui la reçoit; c'est la condition *sine qua non* du succès.

Ce retour de la dent à l'organisme ne peut évidemment se faire que par l'intermédiaire des deux traits d'union qui normalement l'en rendent dépendante : le périoste et la pulpe. Reste à savoir quelle est la part respective qui revient à chacun d'eux dans le succès de la greffe.

Remarquons tout d'abord que la variété de greffe chirurgicale que l'on pratique le plus souvent sur les dents est celle que nous avons appelée « greffe par restitution », autrement dite, réimplantation. Presque toujours la dent opérée se trouve cariée depuis longtemps, et, à part quelques rares exceptions, atteinte de périostite chronique du sommet. Or en pareil cas la pulpe n'existe plus et la dent ne peut se relier à l'organisme que par l'intermédiaire du périoste seulement. Greffer une dent, c'est, dans ces conditions, greffer un lambeau de périoste. C'est donc cette membrane qui doit réunir les qualités de vitalité et d'intégrité convenables pour assurer le succès de l'opération. Lorsqu'une dent ainsi replantée se consolide, c'est que son périoste reprend le cours de sa nutrition normale.

Telle est la physiologie habituelle du processus de la greffe. A raison de l'absence de la pulpe, c'est une simple réunion immédiate du périoste. Cette reprise de la membrane alvéolo-dentaire, indispensable ici, ne l'est pas moins également dans le cas où la pulpe existe. Nous pouvons donc émettre dès maintenant cette conclusion importante qu'une dent peut bien reprendre sans pulpe, mais non sans périoste.

En outre du périoste, la dent se trouve encore unie à l'organisme par un autre lien nourricier, en même temps que nerveux et bien distinct, la pulpe.

Dans quelques cas, rares il est vrai, on peut être appelé à opérer sur des dents non dépourvues de cet organe central. Telle serait la réimplantation pratiquée à la suite d'une luxation traumatique, ou dans les circonstances analogues à celles du fait que nous rapportons plus loin. Telle serait encore la transplantation, d'un sujet à un autre, d'une dent parfaitement saine. Alors doit se poser la question de savoir ce que devient la pulpe après la remise en place de la dent.

Voici, à ce sujet, l'opinion que nous avons émise dans notre thèse inaugurale, opinion que nous avons été heureux de voir partagée par nos juges, MM. Broca et Terrier.

Chez l'adulte et chez le vieillard surtout, cette partie centrale de la dent est peu volumineuse. Avec l'âge, en effet, par la production incessante de nouvelles couches concentriques d'ivoire, la cavité pulpaire, ainsi que ses prolongements, va sans cesse en se rétrécissant, au point même de disparaître quelquefois entièrement. Comme conséquence de ce fait, la pulpe s'atrophie et son faisceau radiculaire aminci ne communique plus au dehors qu'à travers un pertuis à peine perceptible. Ces conditions sont évidemment peu favorables au rétablissement des communications vasculaires, lorsqu'elles ont été interrompues par le fait dé l'extraction.

Le cordon pulpaire est, en effet, pauvre en vaisseaux sanguins, filiforme; d'autre part, une fois rompu au sommet de la dent, il se rétracte dans l'intérieur de la racine. Aussi, après la réimplantation, le bout dentaire ne vient-il plus s'affronter avec le bout alvéolaire, ou bien encore les deux surfaces de section ne présentent-elles pas un rapprochement assez étendu pour permettre leur réunion.

Dans ces conditions, l'organe pulpaire ne reprenant point ses connexions nutritives est fatalement voué à la destruction par gangrène.

N'a-t-on pas, d'ailleurs, cette destruction en vue lorsqu'on se propose, par une luxation complète ou incomplète, de rompre le faisceau vasculo-nerveux pour faire disparaître les douleurs d'une pulpe mise à nu?

Chez l'enfant, et jusqu'à ce que les racines aient acquis leur longueur définitive, la pulpe se trouve, au contraire, volumineuse, très vasculaire, et communique au dehors par un pédicule épais à travers le canal dentaire largement ouvert. Sur une dent arrachée dans ces conditions, ce n'est plus un pertuis à peine visible que présente la racine, mais bien une surface charnue, saillante, débordant les parois radiculaires très amincies.

Ces dispositions anatomiques assurent pour la remise en place de la dent un plus large affrontement des surfaces et une coaptation plus intime. De telles conditions réalisées nous paraissent être favorables au rétablissement des communications vasculaires. Et ceci est confirmé par l'expérience, relatée plus loin, de Hunter. On peut encore voir la dent, dont il s'agit, conservée au muséum des chirurgiens de Londres; c'est une molaire à moitié développée et dont l'ouverture radiculaire présente le diamètre d'une grosse plume d'oie.

C'est pour n'avoir pas fait cette distinction que sont tombés en désaccord les auteurs qui nous ont précédé sur cette matière.

Les uns, en effet, ne croient pas à la reprise de la pulpe (ce qui n'implique pas l'insuccès de la greffe dentaire).

D'autres soutiennent, au contraire, que les dents replantées reprennent vie aussi bien par la pulpe que par le périoste. Tels sont Twist, Wisemann et Mitscherlich. Or, les faits, d'ailleurs mal rapportés, que ceux-ci donnent à l'appui de leur opinion, sont justement relatifs à des dents jeunes.

Après cette interprétation donnée aux auteurs, nous sommes autorisé à dire que nous ne connaissons aucun fait infirmant notre manière de voir sur le premier point. Sur le second, notre opinion, en partie déjà fondée sur des faits antérieurs, trouve une preuve concluante et définitive dans une observation personnelle que je vous demande de me laisser résumer en quelques mots.

Je pratique la rotation brusque sur une enfant de quatorze ans pour lui redresser une incisive supérieure déviée sur son axe. Un mouvement de l'opérée me fait complètement retirer la dent. Je la réimplante immédiatement, et, au bout de trois jours, elle s'est parfaitement reconsolidée, mais avec un allongement de 2 millimètres.

Elle avait un son, une coloration normaux, et la transparence d'une dent bien vivante On sait que les dents mortes, c'est-à-dire privées de pulpe, ont une teinte foncée, sont opaques, et ne donnent pas un son mat comme les dents saines. Trois mois après, je l'arrache de nouveau, pour réséquer au sommet de la racine l'excès de longueur et la réimplanter ensuite.

Cette seconde opération, qui a d'ailleurs parfaitement réussi, nous a permis de constater le résultat de la première, en ce qui concerne la pulpe. Or, nous avons vu que celle-ci avait très bien repris et se présentait avec toutes les apparences de l'état normal. Il nous a été impossible de faire d'autre examen qui pût nous démontrer le rétablissement des communications nerveuses. Mais c'est là un point qui nous paraît être hors de doute avec les notions que nous possédons aujourd'hui sur la régénération des nerfs.

Voici l'observation de Hunter établissant que si l'on greffe une dent vivante sur une partie vivante d'un animal, cette dent conserve sa vitalité et que les vaisseaux de l'animal viennent communiquer avec elle.

L'auteur ne dit pas d'une façon formelle que la pulpe eût repris, mais il le laisse deviner par certains détails de sa description.

Pourquoi aurait-il coupé la dent par le milieu, si ce n'eût été pour voir les vaisseaux intérieurs? Dans cette phrase « les vaisseaux de la dent étaient bien injectés, et je remarquai aussi que la surface externe de la dent adhérait, » la première partie fait certainement antithèse à la deuxième; elle désigne la pulpe, tandis que l'autre désigne le périoste.

« J'arrachai à un homme une dent saine, et, après avoir fait avec une lancette une plaie assez profonde dans la partie la plus épaisse de la crête d'un coq, j'introduisis la racine de la dent dans cette plaie et je la consolidai avec des fils qui furent passés au travers de la crête.

Quelques mois après, le coq fut tué et j'injectai sa tête avec une injection très fine. Ensuite la crête fut enlevée et mise dans un acide affaibli. La dent ayant été ramollie par l'action de cet acide, je divisai en deux parties égales la crête et la dent, suivant la longueur de cette dernière. Les vaisseaux de la dent étaient bien injectés, et je remarquai aussi que la surface externe de la dent adhérait partout à la crête par des vaisseaux, présentant ainsi un mode d'union semblable à celui des dents avec la gencive et les alvéoles. Je dois faire remarquer ici que cette expérience est loin d'être toujours suivie de succès; sur un grand nombre de tentatives je n'ai réussi qu'une seule fois. »

Hunter citait comme autre preuve, par analogie, la reprise de l'ergot d'un coq sur le crâne, à la place de la crête; la reprise d'un testicule de coq replacé dans le ventre d'un autre coq, d'une poule... L'expérience bien connue de Hunter, refaite peu de temps après par A. Cooper, a été répétée par bien des auteurs qui n'ont pas obtenu les résultats annoncés. Elle a été cependant réalisée par M. Philippeaux, qui en a fait présenter la relation par M. Vulpian à la Société de Biologie.

« Le 13 janvier 1853, M. Philippeaux, après avoir fait une incision dans la crête d'un coq, y introduit une dent incisive d'un cochon d'Inde, né depuis quelques heures. La dent, bien complète, est munie de son bulbe, et elle est placée dans la crête de telle sorte que le bulbe soit dans la profondeur de la plaie, et l'extrémité libre vers l'extérieur. Cette dent avait, le jour de l'expérience, 8 millimètres de longueur sur 2 millimètres de diamètre. La dent qui, le jour où elle

avait été insérée (11 octobre 1869) dans la crête, était entièrement cachée dans la plaie, faisait, au moment de la mort,
une saillie de 5 millimètres de longueur. M. Philippeaux
a mis à nu, sur la pièce préparée, la partie de la dent
cachée ou greffée dans la crête, et il a pu constater que
cette dent, dans sa longueur totale, mesurait 13 millimètres :
elle s'était donc accrue de 5 millimètres en longueur. Ce
qui fait l'intérêt majeur de ces résultats, c'est qu'il s'agit,
dans ces cas, de la greffe d'un organe de mammifère sur un
oiseau, c'est-à-dire sur un animal d'une classe zoologique
différente. »

Cette expérience, qui a porté sur une dent prise, pour ainsi
dire à l'état embryonnaire, doit être rapprochée de celle
faite par MM. Magitot et Legros. Ces auteurs ont transplanté
sous la peau de cobayes des follicules dentaires pris sur des
chiens nouveau-nés. Quelques-uns de ces organes ont si
bien repris leurs connexions nutritives, qu'ils ont continué à
vivre et à poursuivre dans une certaine mesure l'évolution
physiologique de leur développement. (Ac. Sci. 1874.)

De toutes les expériences faites sur les animaux, la plus
concluante est encore celle de Wiesemann [1]. Elle paraît
démontrer d'une façon absolument péremptoire le rétablissement des connexions vasculaires du bulbe dentaire.

Il arrache une dent à un chien et la remet en place au
bout de quelques minutes. Après trois jours, l'organe réim-
planté était consolidé. Au bout de deux mois l'animal est
sacrifié, et le maxillaire, débarrassé de ses parties molles, est

---

1. *De coalitu partium a reliquo corpore prorsus disjunctarum.* Leip-
sig, 1824.

mis à macérer pendant quatorze heures dans l'acide chlor-
hydrique.

Voici ce que montra l'examen de la pièce. La partie de la
racine située hors de l'alvéole était fortement adhérente à la
gencive. De nombreux vaisseaux, rendus apparents par une
injection très fine, allaient de celle-ci au périoste dentaire.
Au sommet de la racine, un gros vaisseau, rempli par la
masse d'injection, allait manifestement du fond de l'alvéole
dans le canal radiculaire, où on pouvait le suivre jusqu'à sa
première bifurcation. Il était manifeste qu'il se rendait à la
pulpe, qui n'était nullement altérée. Cette pièce se trouve
encore conservée au musée de Bonn.

On doit à Mitscherlich une expérience analogue.

« Chez un chien âgé d'un an, j'arrachai la deuxième molaire
inférieure gauche et je la replantai. Je tuai l'animal au bout
de six semaines ; je coupai la tête et j'injectai les deux caro-
tides. La dent réimplantée ne différait de la dent correspon-
dante de l'autre côté que par une légère mobilité. Elle avait
conservé sa couleur et son éclat naturels, et était parfaitement
emboîtée de tous côtés par la gencive. Après l'avoir sciée, je
constatai que la pulpe n'était nullement altérée : elle rem-
plissait exactement la cavité de la dent et contenait les élé-
ments normaux. L'injection n'avait rempli les vaisseaux
qu'incomplètement. Le périoste adhérait partout exactement,
tant à la racine qu'à l'alvéole, et nulle part on ne voyait trace
de suppuration. »

Citons encore comme dernière preuve le fait suivant. Twist[1]

1. *Dublin Journal*, 1842, t. XXII, p. 113.

eut l'occasion de réimplanter une dent chez un enfant, et non seulement il la vit se consolider, mais encore continuer à s'accroître comme son homologue du côté opposé.

— Voir le *Cosmos dentaire français*, 1877, p. 430 et 483.

— Voir aussi l'ouvrage allemand de Baume, qui consacre tout un chapitre à la reprise de la pulpe.

## CONCLUSIONS

De ce que je viens de vous exposer, messieurs, je crois pouvoir tirer les conclusions suivantes, que j'ai l'honneur de vous soumettre :

1° Chez l'adulte, la greffe dentaire a lieu par le périoste alvéolo-dentaire exclusivement ;

2° Chez l'enfant, elle a lieu à la fois par le périoste et par la pulpe ;

3° La pulpe, quand elle existe, se mortifie dans le premier cas, et reprend vie dans le second.

Coulommiers. — Imp. P. BRODARD et GALLOIS

Coulommiers. — Imp. P. Brodard et Gallois.